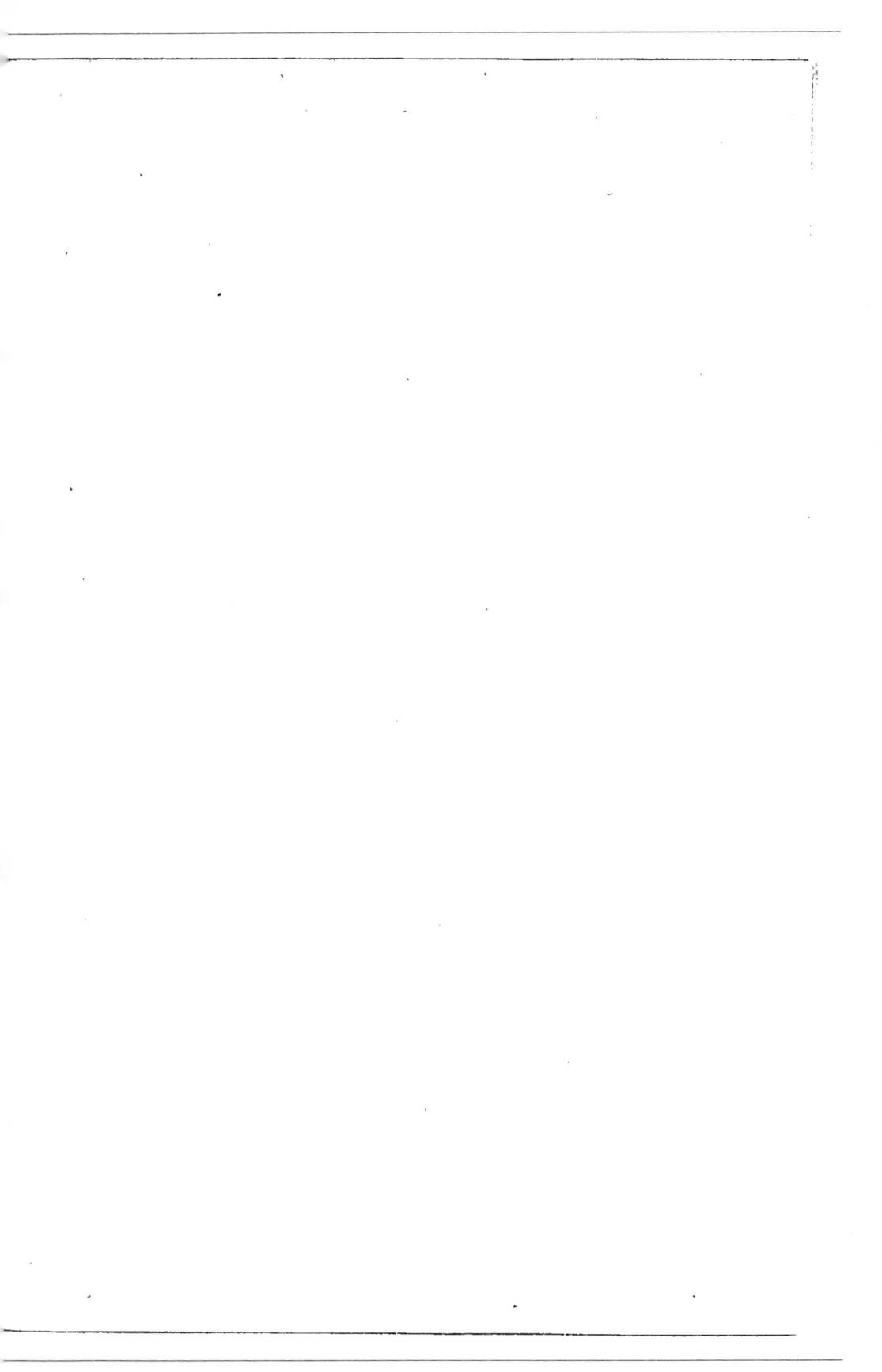

FACULTÉ DE MÉDECINE DE PARIS

(CLINIQUE MÉDICALE DE LA CHARITÉ)

ORGANICISME ET VITALISME

MÉDECINE EMPIRIQUE

ET MÉDECINE SYSTÉMATIQUE

DU PROGRÈS EN MÉDECINE

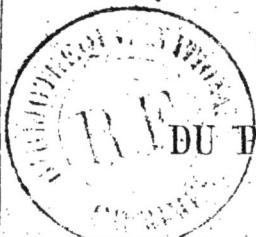

LEÇON D'OUVERTURE FAITE LE 28 NOVEMBRE 1872

PAR

M. Ch. BOUCHARD

Médecin des hôpitaux,
Agrégé, Suppléant de M. le professeur Bouillaud

PARIS

LIBRAIRIE DE G. MASSON

Libraire de l'Académie de médecine

PLACE DE L'ÉCOLE-DE-MÉDECINE

1872

ORGANICISME ET VITALISME

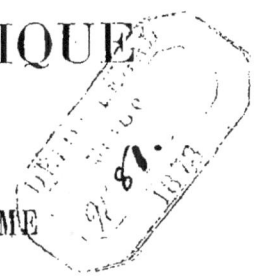

MÉDECINE EMPIRIQUE

ET MÉDECINE SYSTÉMATIQUE

ORGANICISME ET VITALISME

Messieurs, c'est pour moi un honneur et une confusion de paraître dans cet amphithéâtre, illustré par les hommes les plus éminents de la médecine française, de parler à cette place où, il y a quelques années, vous veniez écouter le magistral enseignement que vous donnait M. le professeur Bouillaud, dans ce noble et beau langage que n'oublieront pas ceux qui ont eu le bonheur de l'entendre.

Messieurs, je suis un des nouveaux venus de la Faculté; je suis un inconnu pour la plupart d'entre vous. Vous avez le droit de demander qui je suis; j'ai le devoir de satisfaire à votre légitime curiosité.

C'est d'ailleurs une habitude presque classique que celui qui assume la lourde responsabilité de donner l'enseignement expose à ceux qui lui font l'honneur de l'écouter le plan qu'il se propose de suivre, la méthode qu'il veut employer, les principes généraux qui doivent le guider dans la recherche ou dans l'exposition des faits qui sont la matière de cet enseignement.

Je sais bien qu'on n'accorde qu'une médiocre confiance à ces exposés de principes, et que beaucoup considèrent comme décevantes ces promesses du début. J'aurais préféré, si je dois vous parler de doctrines, le faire à la fin de cet enseignement. Nous aurions alors, jetant un coup d'œil en arrière, saisir dans leur ensemble les notions générales qui auraient pu se dégager de l'interprétation quotidienne des faits particuliers. Mais l'habitude contraire a prévalu; je ne veux pas me soustraire à cette obligation traditionnelle.

Je vais donc vous faire ma profession de foi. Je la ferai en toute sincérité. Il n'y aura pas grand mérite à cela ; la chose n'est plus périlleuse aujourd'hui, grâce au progrès qui s'est accompli dans les esprits sous le rapport de la tolérance philosophique.

La première question, la seule que l'on posait autrefois dans nos écoles à celui qui abordait l'enseignement public, était celle-ci : De quel côté allez-vous prendre place, dans quel camp allez-vous vous ranger, à quelle doctrine appartenez-vous, organicisme ou vitalisme ? La question était précise, délimitée, je crois pouvoir dire qu'elle était singulièrement étroite. Telle qu'elle est je ne veux pas l'éluder.

Organicisme ! Certes, messieurs, vous me jugeriez avec sévérité et vous me jugeriez avec justice si dans cet amphithéâtre encore tout plein des grands souvenirs de l'organicisme, si dans cette chaire où ont été proclamées les principales conquêtes de la médecine moderne je venais m'inscrire en faux contre la doctrine organicienne. Organicien, je le suis comme doivent l'être, comme le sont en réalité tous ceux qui ne sont pas restés étrangers aux progrès, je ne dirai pas de la médecine, mais simplement de la physiologie moderne. Je ne m'attarderai pas à vous dire qu'il n'est pas de fluxion de poitrine sans lésion du poumon, qu'il n'est pas de fièvre typhoïde sans altérations intestinales, qu'il n'est pas d'apoplexie sans un trouble quelconque du cerveau. Mais voyez comme le nombre des maladies dites *sine materia* se réduit chaque jour depuis que le microscope nous a révélé tant de désordres inattendus. Je dis plus : les maladies qu'on ne connaît encore que par des troubles fonctionnels s'accompagnent d'une altération matérielle. C'est qu'il est d'autres altérations matérielles que celles qui portent sur le volume ou la coloration des organes, sur la forme ou le nombre des éléments anatomiques. Et si je dis qu'il n'existe pas de maladies fonctionnelles sans altérations matérielles, c'est qu'il n'existe pas de fonction sans une modification matérielle de l'organe qui entre en fonctionnement. Prenons quelques exemples. Un muscle se contracte : au moment même il cesse d'être matériellement semblable à ce qu'il était à l'état de repos. Sa substance, qui était neutre, devient acide, le sang qui le traverse est plus chargé d'acide carbonique. La substance musculaire a donc subi une modification chimique. Un nerf entre en activité : il transporte vers le centre une impression qui s'est produite à son extrémité périphérique. A ce moment même sa substance subit également une modification, et cette modification se traduit par un changement dans l'état électrique du nerf. Je vais plus loin. Non-seulement tout acte fonctionnel spécial s'accompagne actuellement d'une modification matérielle; mais l'état de vie, l'acte vital quel qu'il soit, est indissolublement lié à une transformation matérielle de la substance vivante, à une mutation moléculaire incessante. Si tout phénomène physiologique suppose une modification matérielle, il en est de même nécessairement pour tout phénomène physiologique dévié, je veux dire pour tout acte morbide.

En résumé, l'observation nous montre que dans l'immense majorité des maladies on trouve une lésion organique, et l'analogie nous oblige à admettre que même les maladies fonctionnelles s'accompagnent d'une modification matérielle des organes malades. Avec une telle conception de la médecine on a, je crois, le droit de se déclarer organicien.

J'aborde la seconde question. Que faut-il penser du vitalisme? La question est délicate, mais le temps est venu de la traiter en toute liberté d'esprit.

Le corps vivant présente des phénomènes qui relèvent de la physique et de la chimie ordinaires. Il se fait à la surface pulmonaire des échanges gazeux semblables à ceux que le physicien observe à la surface des membranes inertes. Il se fait dans le tube digestif des transformations de matière que le chimiste peut reproduire dans ses appareils. Mais les êtres vivants offrent à considérer d'autres phénomènes qui ne sont pas réductibles aux phénomènes physiques ou chimiques du monde inorganique; c'est là ce que l'on a appelé *phénomènes d'ordre vital*. Prenons encore quelques exemples. Je vous parlais tout à l'heure de la conductibilité nerveuse; cet état de la substance nerveuse qui gagne de proche en proche pour s'étendre à toute la longueur du tube nerveux, c'est assurément un état physique du nerf, c'est bien là un phénomène de conductibilité analogue, mais non pas semblable à la conductibilité des corps pour la chaleur et pour l'électricité. A quel état physique pourrait-il être assimilé? Pas même à la conductibilité électrique : car nous savons expérimentalement comment les nerfs conduisent l'électricité. Ils la conduisent avec la même rapidité que le fil électrique ordinaire, avec cette rapidité qui défie presque le calcul, tandis que la vitesse avec laquelle se transmet une impression dans un nerf n'atteint pas 16 mètres par seconde. A défaut d'autre différence, cette remarque suffit pour établir une distinction radicale entre les deux phénomènes. Cette conductibilité nerveuse c'est, je le répète, un état physique, mais c'est un phénomène d'une physique toute spéciale et particulière, je ne dirai pas à toute substance organisée, mais aux tubes nerveux et je dois ajouter aux tubes nerveux vivants. Encore un autre exemple : un élément anatomique vit, la matière qui le constitue subit une incessante transformation chimique; des molécules venues du dehors le pénètrent et s'incorporent à sa substance, d'autres molécules l'abandonnent qui servaient à le constituer. C'est bien là assurément un phénomène d'ordre chimique, mais d'une chimie toute spéciale et que les chimistes ne réaliseront pas. Je sais bien qu'ils ont fait de l'urée, et qu'ayant fait de l'urée ils pourront faire de l'albumine; je veux qu'ayant fait une matière organique ils arrivent un jour à faire de la matière organisée : ce qu'ils ne feront jamais c'est de la matière organisée vivante, c'est-à-dire une matière où le mouvement moléculaire artificiellement imprimé se perpétue, tellement que cette matière subisse une incessante mutation tout en restant la même, et qu'elle garde sa forme et sa composition, bien que les molécules qui la constituent se renouvellent sans cesse.

Je rencontre ici une objection qui peut avoir traversé votre esprit. Ces phénomènes, dira-t-on, sont assurément particuliers aux êtres vivants, mais la force qui les produit est la même qui produit les phénomènes communs des êtres inorganisés. L'instrument est différent, la manifestation de la force diffère, et cette même force qui, dans le monde inorganique, nous apparaît tantôt comme chaleur, tantôt comme mouvement, tantôt comme électricité, se traduit chez les êtres vivants par ces phénomènes que vous appelez vitaux. Messieurs, c'est bien possible ; il ne m'est pas démontré qu'il n'y a pas des forces qui agitent le monde inorganique et qui puissent intervenir dans les actes de la vie, mais je vous ferai remarquer que j'ai parlé jusqu'à présent de phénomènes vitaux et jamais de force vitale, et je serais très-désireux qu'on ne m'obligeât pas à parler des forces ou de la force qui régente le monde inorganique. Je reste dans la constatation pure et simple des faits. Faire intervenir les forces à titre de réalités substantielles c'est introduire le point de vue métaphysique dans cette discussion que je me suis efforcé de maintenir sur un tout autre terrain, celui de l'observation.

C'est au nom de l'observation pure, sans me préoccuper de l'interprétation ni de la systématisation, c'est en empruntant sa méthode à l'école positiviste, que je parle, quand je dis qu'il y a chez les êtres vivants des phénomènes irréductibles aux phénomènes du monde inorganique. Messieurs, si vous donnez à cette croyance le nom de vitalisme, je vous dirai que je suis vitaliste. Je serai ainsi vitaliste à la façon de notre éminent physiologiste M. le professeur Claude Bernard, qui dans son enseignement n'a jamais compris autrement que je viens de le faire les phénomènes spéciaux aux êtres vivants. Si je me déclare en ce moment vitaliste dans le sens que je viens d'indiquer et avec la signification rigoureuse et précise que j'ai donnée au mot, je n'oublie pas que j'ai fait tout à l'heure profession de foi d'organicien, et je ne crois pas qu'il y ait là une sorte d'évolution dont vous ayez à vous scandaliser. Je maintiens que si l'on veut se reporter aux définitions que je vous ai données il n'y a pas contradiction entre ces deux idées : organicisme et vitalisme. Ce sont deux notions d'ordre différentes, absolument étrangères l'une à l'autre et qui ne se rencontrant par aucun point ne peuvent par conséquent pas être incompatibles. Quand je dis qu'une modification matérielle accompagne tout acte morbide, quand je dis d'autre part que les êtres vivants présentent des phénomènes qui leur appartiennent exclusivement, j'émets deux propositions différentes mais nullement contradictoires. Cependant, dans le langage ordinaire, vous voyez sans cesse opposer l'un à l'autre les deux mots organicisme et vitalisme. « Que de disputes de moins dans le monde, disait Pascal, si l'on pouvait s'entendre sur les mots ! » En effet, nous subissons la domination des mots, et grâce à eux nous nous heurtons sans cesse à quelque équivoque.

Ici l'équivoque vient de ce qu'on a changé la signification des mots, de ce que ces mots n'expriment plus les notions déduites de l'observation des faits, l'équivoque résulte précisément de l'intrusion de la métaphysique dans cette question. C'est en effet l'introduction du point de vue métaphysique qui a rendu ces deux idées incompatibles et qui a établi la scission entre les organiciens et les vitalistes. Cette scission devait s'opérer le jour où les continuateurs de Barthez, oubliant la réserve du fondateur de la doctrine, ont affirmé qu'il existait une puissance indépendante qui obligeait les organes à exécuter ce que nous appelons les actes vitaux, ont proclamé la réalité d'un principe vital. Les organiciens, plus préoccupés des notions objectives, devaient être naturellement conduits à affirmer en sens contraire. Ainsi, cette intervention illégitime de la métaphysique a divisé la médecine en deux écoles rivales, je dirai mieux, en deux Églises ennemies qui devaient avoir nécessairement leurs dogmes immuables et leurs intolérances sacerdotales. Pour nous, qui nous dégageons absolument de la préoccupation métaphysique, nous croyons pouvoir concilier les deux doctrines au risque d'encourir un double anathème.

Pour les organiciens exclusifs et les vitalistes absolus la divergence s'est accusée de plus en plus; elle n'est pas restée purement doctrinale. Plus frappés de l'importance des altérations anatomiques, les organiciens avaient un vaste champ à défricher; ils sont entrés résolûment dans la voie de l'analyse et ont pu marcher de découvertes en découvertes. Peu distraits par ce travail de détail, les vitalistes réservaient leur temps et leur activité pour une étude plus synthétique, et, dédaigneux des travaux de l'heure présente, ils gardaient le souvenir des travaux du temps passé. Tandis que les organiciens, fiers de leurs conquêtes, croyaient pouvoir se contenter de leur propre richesse, les vitalistes recueillaient une succession en déshérence; à défaut d'autres prétendants, ils prenaient possession du bien accumulé par le labeur des siècles antérieurs et devenaient les gardiens de la médecine traditionnelle. On peut dire des vitalistes qu'ils ont été riches surtout de la richesse de leurs prédécesseurs, mais on doit leur savoir gré de n'avoir pas dédaigné une semblable fortune. C'est donc chez eux que nous trouvons, mais à vrai dire ce n'est pas à eux que nous empruntons, certaines idées générales fécondes, telles que la spontanéité, la finalité — expressions malheureuses et quelque peu provocantes, mais qui indiquent cependant des notions utiles, — et cette doctrine du rôle prépondérant de l'individu dans la production des phénomènes morbides, doctrine qui certes ne leur appartient pas en propre et qui vous est enseignée dans une des cliniques de cette Faculté avec tant d'autorité et de raison par l'un de mes maîtres, M. le professeur Béhier. Cette fortune, c'est le patrimoine commun. Nous surtout, qui maintenons la prévalence de l'observation pure sur les systèmes, nous pouvons revendiquer nos droits d'héritiers légitimes dans la succession de la médecine empirique.

Messieurs, j'ai nommé la médecine empirique. J'emploie le mot dans toute la dignité de sa signification étymologique. Cette expression, je l'emprunte à M. le docteur Charcot, à un de mes maîtres auquel, je me fais gloire de le proclamer, je dois en grande partie et ce que je sais et ce que je suis. Qu'est-ce donc que la médecine empirique? C'est cette médecine qui, sans préoccupation de système et se bornant à la constatation pure des faits, a édifié, par une lente et laborieuse observation, l'histoire de l'étiologie, de la symptomatologie, du pronostic des maladies. C'est cette médecine à laquelle, par un abus de langage, on oppose la médecine scientifique, et que j'oppose à ce que j'appellerai plus justement la médecine

systématique. C'est à l'époque des querelles de l'école de Cnide
et l'école de Cos qu'elle a pris son origine : c'était la grande
époque de la Grèce, c'était le temps des heureuses audaces
où l'intelligence humaine, s'attaquant aux questions les plus
diverses, atteignait un si haut degré de connaissances. C'est
dans ce siècle qu'Euclide, prenant pour point de départ la
conception la plus simple, la notion de la ligne droite, s'élevait
par la puissance seule du raisonnement à la détermination
des formes géométriques les plus compliquées, à leur mesure,
à leur équivalence. On pensait alors qu'il en était de toutes
les sciences comme des mathématiques, qu'on pouvait pro-
céder à priori, qu'en allant du connu à l'inconnu, du simple
au composé, on pouvait édifier un système sur toute chose.
Dans les choses de la médecine on ne s'en fit pas faute. Les
Cnidiens excellaient dans cet exercice de gymnastique intel-
lectuelle ; et il faut admirer la prudente réserve et la sagesse
presque héroïque des médecins de l'école hippocratique qui
surent résister à l'entraînement général et se consacrer exclusivement à l'observation sévère, religieuse des faits. Cette école,
à travers des hasards variés et des fortunes diverses, s'est per-
pétuée jusqu'à nous, apportant cette collection de faits d'ensemble ou de détail que chaque siècle accumulait et qui forme
le véritable et légitime patrimoine de la médecine. Les médecins des deux derniers siècles ont coopéré à ces progrès, et ce
qu'Hippocrate avait fait, surtout pour les maladies aiguës, notre
siècle s'efforce de le faire pour les maladies chroniques. Ce
n'est pas que la méthode n'ait subi quelques modifications,
mais le fond est resté le même. Plus synthétique au début,
elle est devenue plus analytique. C'est une conséquence néces-
saire des progrès qui s'accomplissaient parallèlement dans
d'autres branches de la science. Au temps d'Hippocrate, la
physiologie n'existait pas, l'anatomie était à l'état d'enfance.
Hippocrate ne voyait l'organisme que par sa surface, il n'était
pas habitué comme nous le sommes à voir les organes pour
ainsi dire par transparence ; son observation était tout exté-
rieure, mais j'ose dire que personne ne l'a surpassé en vérité.
Ce qu'il faisait pour l'ensemble, nous le faisons pour les parties
constituantes. Nous n'étudions pas mieux que lui l'expression
du visage, l'attitude du corps, la coloration de la face ; mais
quand, à son exemple, nous examinons les forces, la chaleur
du corps, la respiration, les urines, les sueurs, les déjections,
l'expectoration, nous y apportons plus de détails et de précision. Nous ne nous bornons pas à demander au sens du toucher
des renseignements souvent trompeurs sur la température de

la peau; un instrument d'une rigoureuse précision nous permet d'apprécier l'inégale répartition de la chaleur à la surface du corps et dans sa profondeur. Nous connaissons la température des organes centraux, la température du sang, nous en apprécions les variations aux différentes périodes de la maladie, aux diverses heures de la journée. Nous n'étudions pas seulement le nombre et la profondeur des mouvements respiratoires, nous en pouvons apprécier la forme et l'intensité, nous arrivons à connaître la quantité de l'air inspiré, la composition de l'air expiré. Il ne nous suffit plus de constater la couleur des urines ou l'abondance des dépôts qui s'y forment, nous mesurons leur quantité, leur densité, nous savons ce qu'elles enlèvent chaque jour à l'organisme et nous faisons l'étude chimique de chacun des principes qui les constituent. Nous multiplions ainsi les objets de notre observation et nous faisons cette observation avec plus de détails et à l'aide de méthodes plus rigoureuses. A l'impression fugitive que peuvent laisser à l'observateur tant de symptômes mobiles, nous substituons par la méthode graphique une vue d'ensemble des principaux symptômes envisagés dans leurs relations réciproques et dans leurs variations à travers toute la durée de la maladie. Vous jugerez peut-être que, grâce à la rigueur des moyens qu'elle met en œuvre, cette médecine d'observation a bien le droit aujourd'hui de se dire scientifique.

C'est à cette médecine d'observation que nous devons la connaissance des crises, et vous savez que les travaux analytiques contemporains ont donné une pleine consécration aux assertions des médecins hippocratiques.

La médecine empirique a su aborder l'étude de la nature des maladies, ou, si ce mot vous paraît en contradiction avec les principes que j'exposais tout à l'heure, disons qu'elle a abordé l'étude des parentés morbides. En suivant la succession des maladies par voie d'hérédité dans une même famille, en suivant cette succession chez un même individu par voie de substitution, elle a pu dire, sans s'expliquer sur la nature intime de ces maladies : telle et telle maladie sont de même nature.

La médecine empirique a d'ailleurs singulièrement étendu son domaine : l'anatomie pathologique lui appartient. Je m'explique : Quand nous examinons un malade atteint de pneumonie, nous arrivons, à l'aide des moyens physiques d'investigation, à constater le siège du mal, sa profondeur, son étendue. nous savons quelle modification a subie la densité de l'organe, nous ébauchons ainsi l'anatomie pathologique sur le vivant, et quand le malade succombe, quand nous découvrons l'organe malade, nous ne faisons que continuer l'observation commencée avant la mort.

Enfin, messieurs, malgré les tentatives très-honorables et souvent utiles de la thérapeutique dite scientifique, la médecine empirique n'est-elle pas encore notre meilleur guide dans le traitement des maladies?

Une méthode qui, par des procédés rigoureux, conduit à des résultats indiscutables, peut-elle bien être avec justice considérée comme le contre-pied de la médecine scientifique?

Ses conquêtes sont indestructibles, car les faits bien observés restent et résistent à l'assaut des systèmes. La médecine systématique, au contraire, n'a pour histoire que l'histoire de ses déceptions.

Je dois être juste cependant : la médecine systématique n'est pas responsable de tout un passé d'erreur ; elle a été fausse parce qu'elle ne pouvait pas être autrement, et je me permettrais de dire qu'il aurait mieux valu qu'elle ne fût pas si elle ne répondait à un besoin impérieux de notre esprit. Le temps approche, le temps est peut-être venu où elle pourra édifier des théories durables, car elle dérive de la physiologie, et cette science est entrée depuis peu dans sa période positive.

La médecine systématique, en effet, procède tout autrement que la médecine empirique. Pour elle, la médecine à proprement parler n'existe pas ; elle n'a pas son autonomie, elle n'est qu'une résultante. On part de l'état normal, soit anatomique, soit physiologique, et par les modifications que peut subir cet état, on arrive à la conception de l'état pathologique. Ce que j'ai attaqué ce n'est pas cette façon d'envisager la médecine, c'est cette méthode qu'on prétendrait imposer pour la recherche des phénomènes pathologiques. Remarquez d'ailleurs qu'une semblable méthode suppose une connaissance exacte et complète de l'anatomie et de la physiologie, et que si nous nous rapprochons du but nous ne l'avons pas encore atteint. Vous comprendrez dès lors qu'elle n'offre pas encore un moyen assuré d'arriver à la vérité, et vous vous expliquerez surtout les avortements des tentatives antérieures à l'époque contemporaine.

Une telle médecine, en tout cas, ne saurait se passer de la médecine empirique; elle en a besoin comme contrôle et comme modérateur. Sans elle, elle périrait encore misérablement. Elle n'a d'ailleurs et n'aura de longtemps qu'un champ d'action fort limité. Si certaines maladies peuvent être déduites de la physiologie, et je ne le nie pas, on reconnaîtra

sans peine, je l'espère, que dans la plupart des cas la pathologie ne peut pas se faire avec l'aide exclusive de la physiologie. Vous pouvez posséder des notions exactes et complètes
sur l'anatomie et la physiologie de la rate, la structure et les
fonctions des vaisseaux peuvent n'avoir pour vous aucun
mystère ; j'accorde que vous avez une connaissance parfaite de
la composition du sang et de l'activité de ses éléments, je vous
demanderai, avec M. Littré, si vous pourriez deviner que le
séjour dans un lieu marécageux produit la fièvre intermittente.
Le rôle véritable, le rôle légitime de la physiologie n'est pas
de créer la pathologie, c'est de l'interpréter.

Toute science à ses débuts se signale par des excès et par
d'inévitables lacunes, et si je vous signale les excès et les
lacunes de la médecine systématique, ce n'est pas que j'aie
contre elle un parti pris. Je vous disais tout à l'heure qu'elle
répond à un besoin impérieux de notre esprit. Nous sommes
tourmentés, en effet, par l'insatiable curiosité de savoir le
pourquoi et le comment des choses. Le fait observé ne nous
suffit pas, il nous faut à tout prix l'expliquer ; nous ne sommes
ni assez indifférents ni assez stoïques pour ne chercher rien
au delà de la constatation pure et simple des phénomènes ;
nous voulons savoir leurs relations, leur mécanisme. Quand la
physiologie est inexacte ou incomplète, nous forgeons des
systèmes imaginaires ; nous n'évitons pas toujours cet écueil
quand nous possédons des notions physiologiques plus pré-
cises. C'est surtout en nous interdisant les systèmes à priori où
l'on déduit la pathologie de la physiologie que nous aurons
chance d'échapper à l'erreur. Les théories à posteriori qui
livrent à l'interprétation physiologique le fait pathologique
empiriquement constaté peuvent seules être profitables. Mais
ici encore que de déceptions je pourrais signaler. Et cependant, croyez-le bien, les médecins et les physiologistes ne se
laisseront pas décourager. La physiologie renouvellera ses tentatives d'interprétations, elle profitera des échecs antérieurs
pour éviter de nouvelles erreurs, et je ne doute pas qu'elle
réussira un jour à nous fournir une systématisation acceptable.
Mais, quelque séduisantes que soient ces conquêtes, n'oubliez
pas que l'interprétation ne prévaudra jamais contre le fait.
Gardez donc cette médecine empirique qui nous donne la cer-
titude, et quand, pour atteindre à une conception plus élevée
des choses, vous formulerez une théorie physiologique, rap-
pelez-vous que vous bâtissez une hypothèse, hypothèse acceptable peut-être, mais qui ne saurait se passer du contrôle de
l'observation.

Messieurs, si j'ai réussi à exprimer toute ma pensée, je
vous ai fait voir notre science médicale portée et soutenue par
deux courants, je ne dirai pas contraires, mais différents. Sa
marche progressive est la résultante de cette double impulsion.
Il en est de même dans toutes les manifestations de l'activité
humaine. Il est des esprits audacieux, téméraires quelquefois,
qui se lancent en avant sans avoir toujours reconnu le terrain
sur lequel ils s'engagent. D'autres marchent plus lentement
et s'efforcent de ralentir la fougue d'éclaireurs trop impatients.
On avance en tout cas. Celui qui aborde les régions inexplo-
rées, qui découvre les aperçus nouveaux, ouvre la voie. Celui
qui n'avance qu'à bon escient empêche de s'engager dans une
voie mauvaise. Le mouvement d'ensemble résulte de ce double
effort ; le progrès est à ce prix. La découverte d'un fait nou-
veau ce n'est pas le progrès, c'est le premier élément du progrès. Le progrès n'existe que lorsque l'idée nouvelle est devenue l'opinion moyenne.

Dans cette marche vers le progrès, où devons-nous prendre
rang ? Nous ne serons pas parmi les tirailleurs d'avant-garde.
Ce qu'un travailleur isolé peut se permettre est interdit à celui
qui a charge d'enseignement. Nous ne serons pas parmi ceux
qui cherchent à entraver le mouvement. Nous regarderons
vers l'avenir, prêts à vous faire profiter des conquêtes nouvelles, mais il nous arrivera parfois de jeter un coup d'œil en
arrière, afin de juger, d'après la voie parcourue, de la direc-
tion que nous devons garder. Si vous me permettez d'em-
prunter au langage parlementaire un mot qui exprime bien
ma pensée et qui indique la situation que je désire prendre,
je vous dirai que je suis centre gauche, et sous ce rapport je
crois que je ne cesse pas d'être Français.

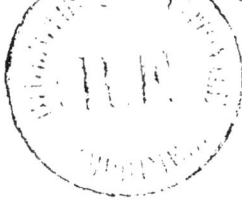

Paris. — Imprimerie de E. MARTINET, rue Mignon, 2.

www.ingramcontent.com/pod-product-compliance
Lightning Source LLC
Chambersburg PA
CBHW061958070426
42450CB00009BB/1881